AF455292

# L'HOMŒOPATHIE

EN PRÉSENCE

# DU CHOLÉRA DE 1865,

OU

## Correspondance d'un Médecin de Province

avec

LL. Ex. MM. LES MINISTRES DE S. M. L'EMPEREUR NAPOLÉON III, etc.,

Le tout dans l'intérêt de l'humanité,

PAR LE DOCTEUR **Brutus RICHARD.**

---

La vie est une lutte continuelle contre la mort.

BICHAT.

Tous les médicaments administrés en nature sont des poisons.

L'ancienne médecine, en les administrant de cette façon, détermine tout au moins chez ses malades un commencement d'empoisonnement.

Or, si l'Homœopathie lui prouve chaque jour que les forces vitales, constamment en lutte contre la mort, peuvent rétablir la santé sans poison, il restera incontestablement démontré que l'ancienne médecine est plus nuisible qu'utile à l'humanité.

---

PRIX : 30 CENTIMES AU BÉNÉFICE DES PAUVRES.

---

NANTES,

IMPRIMERIE V. DE COURMACEUL, RUE SANTEUIL, 8.

1866.

# L'HOMŒOPATHIE

EN PRÉSENCE

## DU CHOLÉRA DE 1865.

Au matin du 15 août 1865, si quelqu'un m'avait dit que, le jour même, je répondrais à un discours prononcé, au sein du Sénat, contre l'Homœopathie, que je ferais hommage de ma réponse à tous les membres de ce corps éminent, y compris, bien entendu, M. le Sénateur Dumas, l'auteur du discours, je l'aurais bien certainement traité de fou!.... et cependant il aurait dit vrai.

Ce jour donc, 15 août 1865, par le plus grand des hasards, le numéro de ce mois du journal *l'Union Pharmaceutique* me tomba entre les mains, et j'y trouvai le résumé d'un discours qui me parut si contraire à la vérité que, dans ma juste indignation, je rentrai immédiatement chez moi, et mis la main à la plume.

Le lendemain, ma réponse était à l'imprimerie de M. Mangin, avec prière de me la livrer le plus promptement possible.

Le 20 août, je me rends à l'imprimerie où j'apprends que l'on venait de recevoir une dépêche télégraphique annonçant que le choléra était à Marseille. Pour ma réponse, je ne devais l'avoir que dans cinq ou six jours.

Attendre près d'une semaine, avec une maladie qui faisait de si promptes victimes! attendre, quand j'étais poursuivi de l'unique pensée de faire connaître aussitôt les médicaments qui m'avaient si bien et si constamment réussi ! — Je ne le pouvais.

C'est alors que j'adressai, le jour même, la lettre suivante à M. le Ministre de l'Instruction publique, à l'homme que je croyais le plus compétent dans une telle circonstance :

« Nantes, le 20 août 1865.

» Monsieur le Ministre,

» Je sais que la recommandation d'un pauvre médecin de Province, qui n'a que le mérite d'avoir compris la mission que lui imposait son titre, ne peut pas être d'un grand poids près de vous.

» Pourtant, dans la gravité des circonstances actuelles, j'élève la voix et je jette un cri de salut que je voudrais faire parvenir jusqu'au pied du trône impérial.

» J'apprends à l'instant que le choléra est à Marseille. Depuis son apparition en Egypte, je gémis sur ses trop nombreuses victimes, sans pouvoir rompre le silence que m'impose la crainte d'être accusé de vouloir faire une réclame, et de n'être pas écouté.

» Mais aujourd'hui nulle considération ne peut m'empêcher de dire à mon pays effrayé que l'Homœopathie possède les moyens certains de guérir la terrible maladie qui vient de nous envahir.

» En 1854, combattant cette épidémie contre laquelle nous nous étions déjà mesurés avec tant de succès en 1849, je fis répandre à profusion dans la ville de Nantes, l'appel à mes confrères allopathes, qui malheureusement fermèrent les yeux et les oreilles, l'avis aux habitants, dont j'ai l'honneur de vous adresser un exemplaire.

» Je puis vous assurer, sur ma conscience, sur mon honneur, devant Dieu, que, si le choléra actuel ne diffère pas dans ses symptômes des deux dernières épidémies, il ne succombera pas un seul malade soumis à a médication que j'indique.

» Dites, M. le Ministre, dites au Chef de l'État, dont la sollicitude pour son peuple est connue depuis longtemps, que je me soumets d'avance à tel châtiment qu'il lui plaira de m'infliger, si l'évènement ne justifie pas mes paroles.

» Mais je ne redoute rien; j'ai pour moi une expérience qu'aucun fait n'a jamais démentie.

» Je fais imprimer en ce moment une réponse au discours de M. Dumas, dans laquelle j'indique ces mêmes moyens de guérison; j'aurai l'honneur de vous en adresser un exemplaire, ainsi qu'à chacun de MM. les Sénateurs. Mais je ne l'aurai que jeudi prochain: d'ici là que de victimes.

» Le choléra seul a pu me faire rompre un silence avec lequel je serais probablement descendu dans la tombe, persuadé qu'en toute autre circonstance ma voix n'eût pas été entendue.

» Aujourd'hui, j'obéis à ma conscience, et je remplis mon devoir de bon citoyen envers mon pays et aussi envers l'humanité.

» Agréez, M. le Ministre etc. »

Le 25 août, j'eus la satisfaction d'adresser, à tous les Sénateurs, la réponse au discours qu'ils avaient entendu, et qui avait même, à plusieurs reprises, provoqué leur hilarité, — toujours dans l'espoir que le plus grand nombre, sinon tous, prendrait en sérieuse considération les faits palpables que je leur faisais connaître, et qu'ils appelleraient sur ce sujet l'attention du pays.

Voici cette réponse :

« *A Monsieur Dumas, Sénateur.*

» Monsieur,

» N'ayant pas le temps de lire les journaux, je n'ai su que très-vaguement qu'il avait été question de la médecine Homœopathique, au sein du Sénat.

» Mais le 15 de ce mois, le hasard m'ayant fait parcourir le numéro de l'*Union pharmaceutique*, j'ai pu lire et méditer les paroles que vous avez prononcées contre une médecine que je pratique depuis trop longtemps pour qu'il me soit possible de ne pas y répondre.

» Vous avez été, m'a-t-on dit, pendant quelques années, élève en pharmacie. Je le crois d'autant plus volontiers, que votre diatribe contre l'Homœopathie, qui a plusieurs fois provoqué le rire de vos sérieux auditeurs, ne peut être le résultat que des connaissances par vous acquises en chimie, mais non de celles d'un médecin qui connaît parfaitement les deux médecines rivales.

» Et cependant, permettez-moi de vous le dire : tout savant qui veut parler d'une science, doit avant tout l'étudier consciencieusement, et n'agir qu'après l'avoir parfaitement comprise.

» Je passe sous silence ce que vous dites relativement à la loi sur la pharmacie, parce que vous êtes dans le vrai (1) ; mais vous me permettrez de rire à mon tour, et d'un rire tout particulier, sur ce que vous nous dites de la Camomille. Cela me paraît si inacceptable que je ne crois pas devoir y répondre ; car en citant une des émanations du génie d'Hahnemann, et pour être dans le vrai, vous auriez dû faire connaître la pathogénésie entière de ce médicament.

» Puisque vous connaissez parfaitement la manière dont se préparent nos médicaments, il était tout-à-fait inutile d'imaginer votre compas monstre, et d'aller jusqu'au soleil, pour décrire une circonférence que vous appelez un *vase* capable de contenir la quantité d'eau indispensable pour arriver à notre trentième dilution.

» *Vous êtes encore*, dites-vous, *à vous demander quel effet peut produire une si petite quantité de substance médicamenteuse.*

» Eh bien ! Monsieur, si vous voulez vous donner la peine de faire le voyage de Nantes, pour venir étudier près d'un humble médecin, perdu dans la foule de ses confrères Allopathes, il me faudrait à peine un mois pour vous convaincre de l'effet de nos trentièmes dilutions.

(1) Pour le moment, jusqu'à ce que l'Homœopathie fasse comprendre la nécessité de la révision de cette loi.

» Sacrifier un mois, pour acquérir de la science! ce n'est pas trop, ce me semble, exiger de vous.

» Vous dites que l'Homœopathie est une médecine expectante. Je veux bien le supposer pour un instant ; et même dans ce cas, elle serait encore beaucoup plus utile à l'humanité que sa rivale, dont vous prenez la défense avec tant d'ardeur. J'en vais chercher la preuve au sein même de la Faculté de Paris.

» M. le docteur Boyer, qui en était alors le doyen, après avoir parlé, pendant une heure, sur les moyens de guérir, ajouta ces paroles qui resteront à jamais gravées dans ma mémoire :

« Messieurs, ne prenez pas pour mot d'évangile tout ce que je viens » de vous dire ; car en suivant mes conseils, vous éprouverez un jour » bien des déceptions.... Je vais vous conter une petite histoire :

» Dans une ville d'Italie, à une époque dont la date m'échappe en » ce moment, on voulut savoir si la médecine des écoles était utile ou » nuisible à l'humanité. On choisit, pour l'expérience, deux hôpitaux » présentant les mêmes conditions de salubrité. Dans l'un, on faisait la » médecine expectante, et, dans l'autre, on traitait les malades d'après » les préceptes de la médecine des écoles.

» Eh bien ! Messieurs, l'expérimentation ne dura que quelques mois, » parce que ces quelques mois suffirent pour convaincre qu'il mourait » plus de malades traités d'après toutes les règles de l'art, qu'on n'en » perdait dans l'hospice où l'on ne faisait usage d'aucun médicament. »

» Si vous avez des oreilles, entendez ; si, comme je n'en doute pas, vous avez une conscience, méditez..... vous parlerez ensuite.

» Mais vous-même, pour faire comprendre que la médecine expectante obtient des résultats, vous nous mettez en présence d'un champ de terre londonnien. Si ce champ, laissé pendant dix-sept ans sans culture, avait produit chaque année de bon froment, votre comparaison eût été fort juste ; et si l'Homœopathie, en laissant ses malades sans médication, les guérit plus promptement et plus sûrement que son antagoniste, c'est un vigoureux coup de poignard que vous enfoncez dans le cœur de celle-ci.

» Vous vous êtes oublié, Monsieur, lorsque vous supposez qu'il existe des médecins qui pratiquent les deux médecines dans le but de conserver et même d'augmenter leur clientèle; leur spéculation serait indigne du titre qu'ils prennent, et ils seraient reniés par les Homœophates, comme les Allopathes les renieraient, je n'en doute pas.

» Ce qui m'étonne le plus dans votre discours, c'est que vous vous appuyez sur la préparation de nos médicaments pour pousser votre attaque contre l'Homœopathie, quand vous reconnaissez qu'il peut se faire que nos remèdes ainsi préparés n'agissent pas par leur matière même, mais bien par leurs principes occultes qui se développent par les frictions, et j'ajouterai, moi : d'autant plus que les dilutions sont plus élevées. Quand à démontrer leur mode d'action, je ne suis pas aussi savant que vous, et je dois vous déclarer mon incompétence; mes malades guérissent, et je dois être satisfait.

» Vous dites dans un passage de votre discours :

» Or, toutes les fois qu'on a dit aux Homœopathes de faire examiner
» leur système par les hommes les plus compétents, par les corps sa-
» vants les plus hauts placés, ils ont toujours refusé de répondre à cet
» appel. »

» Je ne sais ce qui a pu se passer à Paris ; mais je puis vous répondre, par des faits qui nous sont personnels, que ce sont nos corps savants et nos autorités compétentes qui n'ont pas répondu à notre appel.

» Lors du passage du Congrès scientifique à Nantes, on avait choisi pour la section de médecine, une des salles de l'ex-hôtel de la Monnaie. La première séance fut entièrement remplie par un discours sur les pupilles artificielles. Mais avant la clôture, M. le Président nous dit que le lendemain, à la même heure, et dans le même local, la parole serait donnée à M. le docteur Pérussel, et à moi, qui étais alors son élève.

» Cependant, par des motifs que vous comprendrez comme tout le monde, et contrairement à toutes les règles, la réunion du lendemain se fit, *à notre insu*, dans un autre lieu.

» C'est alors, qu'à la séance générale qui suivit immédiatement, nous protestâmes contre l'indignité du procédé que l'on venait d'avoir à notre égard, par une lettre adressée au Président du Congrès qui la lut, la présenta à M. le Préfet, puis à M. le Maire, et finit par l'enfouir sous les papiers, lettres et brochures dont il venait de donner connaissance à l'assemblée.

» La séance terminée, le congrès étant définitivement clos, je me précipitai à la tribune et demandai au Président le motif qui l'avait empêché de faire mention de ma lettre. Sur sa réponse qu'il n'en avait pas eu connaissance, je soulevai tous les papiers qui la couvraient, et je la lui présentai : En la prenant, il me donna, après quelques excuses banales, l'assurance que l'ouvrage imprimé pour être distribué plus tard à tous les membres, ferait mention de ce fâcheux incident. L'ouvrage fut distribué, mais on avait oublié la mention promise.

» C'était pourtant un corps savant. Et voilà comment les corps savant prennent en considération ce qui aurait cependant pu ajouter quelque chose à leur savoir acquis.

» Il est une autre circonstance, beaucoup plus grave, que je dois vous faire connaître, car elle intéresse au plus haut point la science et l'humanité.

» En 1849, voyant chaque jour approcher de nos contrées le terrible fléau qu'on nomme choléra, nous préparâmes nos médicaments et bientôt nous eûmes à juger de leur efficacité. Après des succès constants et qui nous étonnaient nous-mêmes, nous demandâmes à l'autorité deux salles à l'Hôtel-Dieu, pour y recevoir les malades qui réclameraient nos soins. On nous répondit par un refus formel.

» C'était pourtant une belle occasion, pour nos adversaires, de nous donner un éclatant démenti sur nos prétendus succès déjà obtenus.

» Il nous a donc fallu soigner à domicile les nombreux cholériques qui nous appellaient; et, je le dis aujourd'hui avec bonheur, sur 150 cholériques que j'ai traités, je n'en n'ai pas perdu un seul. Je défie les autorités, comme tous mes confrères, de me donner un démenti.

» Continuons. — Nous voilà maintenant en 1854. Après avoir guéri par les mêmes médicaments une douzaine de cholériques, persuadé que ce nouveau fléau céderait à notre médication aussi facilement que le premier, nous adressâmes une nouvelle demande aux autorités, en leur assurant, cette fois, que tous nos malades sortiraient guéris de nos salles. Le même refus nous accueillit encore. Cette année-là le fléau avait été moins meurtrier, et je n'eus à soigner que 78 cholériques, qui tous furent promptement rétablis.

» Que pensez-vous de nos corps savants? Direz-vous encore que l'Homœopathie n'a pas fait tout ce qui lui était humainement possible de faire pour le bien de l'humanité et pour ouvrir les yeux à ceux qui ne veulent pas voir?

» Pour moi, ne me laissant pas rebuter par ce dernier refus, je crus devoir faire imprimer, à mes frais, et dans l'unique but d'être utile à mes semblables, sept ou huit mille exemplaires d'un avis indiquant le nom et la quantité des 4 médicaments qui avaient suffi pour obtenir un si heureux résultat.

» Le 18 mars 1854, voici ce que ma conscience me faisait un devoir d'écrire à mes concitoyens, dans cet opuscule qui ne disait que peu de chose sur la maladie, mais tout ce qu'il fallait dire sur son traitement :

» Je puis affirmer, sans crainte d'être démenti par les faits, que toute
» personne qui pourra s'administrer, au début de la maladie, les trois
» médicaments suivants, se guérira promptement, et, dans la plupart
» des cas, se préservera des maladies qui viennent compliquer l'épidé-
» mie actuelle (1).

» N° 1er. — Nux vomica, — 6e dilution. — De 2 à 4 gouttes, suivant l'âge du malade, dans 6 cuillerées à bouche d'eau claire.

» N° 2. — Arsenicum, — 6e dilution. — Même préparation.

» N° 3. — Veratrum album, 6e dilution. — Même préparation.

» Chacun de ces médicaments sera pris alternativement à la dose

(1) La congestion cérébrale que je rencontrais chez tous les malades qui succombaient au traitement de la vieille médecine, a été considérée, par moi, comme étant provoquée par la maladie même. Elle était évidemment la conséquence de l'Opium administré à haute dose.

» d'une cuillerée à café, de quart-d'heure en quart-d'heure, de demi-
» heure en demi heure, suivant l'intensité du mal, et en éloignant les
» cuillerées à mesure que le mieux ferait des progrès. On donnera pour
» toute boisson, de l'eau fraîche, par gorgées plus ou moins rapprochées,
» suivant l'altération du malade.

» Si, malgré cette médication, il survenait des crampes, on ajoute-
» rait un quatrième médicament :

» N° 4. — Cuprum métallicum, — même dilution. — Même dose.

» Et si tous les autres symptômes avaient disparu, le Cuprum seul
» suffirait pour combattre et faire promptement cesser les crampes.

» La guérison est encore assurée, même au dernier degré du mal,
» lorsque la vie est près de s'éteindre, pourvu que le pouls soit percep-
» tible, même très faiblement. »

» Qu'en dites vous M. Dumas ? Est-ce la matière ou le principe occulte qui agit en pareil cas? surtout contre une maladie dont la cause est, on ne peut plus, occulte.

» Vous avez parlé contre l'Homœopathie sans la connaître! Pour moi, j'ai pratiqué l'Allopathie pendant 15 longues années, sans comprendre son traitement ; voilà bientôt 23 ans que je fais de l'Homœpathie, et je comprends parfaitement ses heureux effets.

» Il était de mon devoir d'élever la voix dans ce grave débat. J'ai dit au monde la vérité qu'il persiste à nier; ma conscience est satisfaite : Dieu et le temps feront le reste!

Là, devait se terminer la mission que m'imposait le fléau ; je le pensais du moins. Mais, chaque jour, les bulletins de Marseille annonçaient une augmentation dans le nombre des victimes et j'attendais en vain une réponse directe ou même indirecte à la lettre que j'avais adressée à M. Duruy. Persuadé enfin qu'elle n'était pas parvenue à son adresse, je crus devoir m'adresser à tous les Ministres, dans l'espérance qu'il s'en trouverait au moins un qui daignerait comprendre les sentiments dont j'étais inspiré. C'est pourquoi je leur envoyai, le 25 septembre, la lettre circulaire suivante :

« Monsieur le Ministre,

» Le 20 août dernier, en apprenant que le choléra était à Marseille, j'eus l'honneur d'adresser à M. le Ministre de l'Instruction publique, dans un but purement humanitaire, une lettre qui lui faisait connaître les médicaments Homœopathiques avec lesquels, en 1849 et en 1854, j'avais guéri tous les cholériques, sans exception, qui avaient réclamé mes soins.

» J'ajoutais : « Je puis vous assurer, sur ma conscience, sur mon » honneur, devant Dieu, que, si le choléra actuel ne diffère pas, dans » ses symptômes, de celui des deux dernières épidémies, il ne succom- » bera pas un seul malade soumis à la médication que je vous indique.

» Dites, M. le Ministre, dites au Chef de l'Etat, dont la sollicitude » pour son peuple est connue depuis longtemps, que je me soumets d'a- » vance à tel châtiment qu'il lui plaira de m'infliger, si l'évènement ne » justifie pas mes paroles.

» Mais je ne redoute rien, j'ai pour moi une expérience qu'aucun » fait n'a jamais démentie.

» J'affirmais, comme je l'affirme de nouveau, avoir, dans deux épidémies, guéri tous mes cholériques, et j'attends encore une réponse.

« Cependant devant l'affirmation si énergique d'un fait aussi probant, demeuré incontesté, et dans d'aussi tristes circonstances, il me semble qu'il y avait quelque chose à faire.

» Soixante-six années ont passé sur ma tête ; mon âge et des infirmités que m'ont laissé des travaux nécessités par des temps non moins malheureux, ne me permettent pas d'aller à Toulon ou à Marseille. Mais, persuadé aujourd'hui que ma lettre n'est pas parvenue à M. Duruy, je viens m'adresser à vous, pour vous prier de faire ce que l'humanité a le droit de demander à un Ministre éclairé, qui compâtit aux maux des populations décimées par un terrible fléau, et dans les mains duquel on place un remède constamment efficace.

» Je dois dire ici qu'en 1849 et en 1854, je préparais moi-même chacune de mes dilutions en mettant quatre gouttes, au lieu d'une, comme on fait habituellement, dans 100 gouttes d'alcool, pour *Nux* et *Veratrum*; pour *Arsenicum* et *Cuprum*, je mettais 15 centigrammes, au lieu de 5, de leur 3e trituration, dans 100 gouttes d'alcool, pour la 1re dilution; et pour arriver à la 6e atténuation, je m'arrêtais à la 3e dilution, mettant toujours 4 gouttes pour chacune d'elles.

» Je n'ai qu'un seul but, le soulagement des maux qui affligent l'humanité; et la conviction que je voudrais voir en votre esprit, comme elle est dans le mien, repose non sur une vaine théorie, mais sur un fait avéré.

» Agréez, Monsieur le Ministre, etc. »

Quelques jours après, voyant le choléra continuer ses ravages, j'envoyai à M. le Préfet de Marseille, à M. le Préfet maritime à Toulon et à M. le Sous-Préfet de cette dernière ville, la lettre suivante avec 50 exemplaires, pour chacun d'eux, de ma réponse à M. le Sénateur Dumas: non pour ma réponse elle-même, mais pour leur faire connaître les médicaments qu'elle mentionnait, et qu'on pourrait appeler providentiels:

« Nantes, le 30 septembre 1865.

» Monsieur,

» Le 20 août dernier, quand on nous signala les premiers ravages du choléra à Marseille, j'eus l'honneur d'écrire à M. le Ministre de l'Instruction publique, pour lui indiquer le traitement qui m'avait constamment réussi contre ce terrible fléau, en 1849 et en 1854. J'ai écrit dans le même but, il y a quelques jours, à tous les Ministres.

» Aujourd'hui seulement je finis par où j'aurais dû commencer, en vous indiquant cette médication.

» Dans une réponse au discours de M. Dumas contre l'Homœopathie, j'ai donné le nom et la manière de se servir des quatre médicaments dont j'avais fait usage pendant les deux dernières épidémies; c'est pourquoi j'ai l'honneur de vous en adresser, sous bandes, 50 exemplaires.

» Vous y verrez que j'ai porté à tous les médecins et aux autorités de Nantes, dont je suis l'un des vieux enfants, le défi de me citer un seul cas de décès parmi tous les cholériques que j'ai soignés dans ces mêmes temps.

» Le silence que tous ont gardé, depuis plusieurs mois, doit vous prouver que j'ai avancé un fait vrai, et qu'il était de mon devoir de proclamer partout. Cependant je puis dire, sans crainte d'être démenti, avoir soigné, à ces deux cruelles époques, plus de malades qu'aucun autre médecin de Nantes.

» Je m'étais flatté de l'espérance que, devant un fait aussi convaincant, le gouvernement prendrait sur lui de le vérifier, pour agir ensuite en conséquence. J'ai le regret de m'être trompé.

» Mais vous, Monsieur, j'en appelle à votre humanité; faites circuler dans les différents quartiers de votre ville le traitement que je mets à votre disposition, et tous ceux qui croiront devoir suivre strictement, et surtout sans mélange d'un autre système médical, ce traitement aussi simple que certain dans ses résultats, se guériront sûrement.

» J'ai prié notre pharmacien à Nantes, M. Bidouët, de vous faire hommage des quatre médicaments qui en forment la base, et qu'il a préparés devant moi. Usez-en pour vous et pour tous les malheureux atteints du fléau.

» Si Marseille possède un pharmacien Homœopathe spécial, qui mérite la confiance générale, il pourra préparer les médicaments comme suit:

» (*Ici se trouvait l'indication donnée plus haut.*)

» Ma conviction profonde est basée sur un fait incontestable, puisqu'il est de notoriété publique. Tout ce que je m'efforce de faire dans les circonstances actuelles, prouve surabondamment que je suis poursuivi par un désir ardent, mais aussi désintéressé qu'utile à l'humanité : celui de répandre et de faire connaître partout une médication facile, mais d'une efficacité certaine contre le choléra.

» Ayez donc foi en mes paroles.

» Agréez, Monsieur, etc. »

Le 30 septembre, je reçus de M. le Maréchal Vaillant, Ministre de la Maison de l'Empereur et des Beaux-Arts, une réponse parfaite de forme, m'annonçant que la question que je lui avais soumise ressortait du Ministère de l'Instruction publique.

Elle était ainsi conçue.

« Palais des Tuileries le 30 septembre 1865

» Monsieur,

» Dans la lettre que vous m'avez écrite le 25 septembre courant, vous m'entretenez d'une médication que vous auriez pratiquée et qui aurait produit les meilleurs résultats, en 1849 et 1854, lors de l'invasion du choléra.

» L'examen de cette affaire ne saurait concerner le Ministère de la Maison de l'Empereur et des Beaux-Arts ; l'Académie Impériale de Médecine me paraît surtout compétente pour apprécier les moyens de guérison dont vous parlez, et c'est à S. Exc. le Ministre de l'Instruction publique qu'il appartient d'en prescrire l'examen, s'il y a lieu.

Recevez, Monsieur, etc.,

» Le Maréchal de France,
» Ministre de la maison de l'Empereur
» et des Beaux-Arts,

» Signé : VAILLANT. »

Le 7 octobre, voici quelle fut ma réponse :

« Monsieur le Maréchal,

» Je vous remercie d'autant plus sincèrement d'avoir daigné répondre à la lettre que j'ai eu l'honneur de vous adresser, que vous êtes le seul de tous les Ministres, qui ait eu cette bienveillante attention.

» Le conseil que vous me donnez est impraticable ; car, l'Académie Impériale de Médecine, *corps savant*, ne pourrait avoir le courage de se suicider elle-même, en reconnaissant officiellement une grande vérité, qui détruit, de fond en comble, tout l'échafaudage de ses belles théories, consolidées, suivant elle, depuis plusieurs siècles.

» Périssent les malades, plutôt que nos principes !

» Aussi terminerais-je aujourd'hui la mission que j'ai cru m'être imposée, le jour où j'eus l'honneur d'écrire à M. Duruy, en apprenant que le choléra était à Marseille. Mais l'épidémie n'épargne personne, pas même les têtes couronnées ; et la pensée que le Chef de l'Etat pourrait succomber, le cas échéant, avec une médecine reconnue tout-à-fait impuissante contre cette maladie, me fait éprouver, chaque nuit, des insomnies cruelles.

» J'ai écrit à M. Catellan, pharmacien homœopathe, à Paris, rue du Helder, 15, pour lui indiquer le mode de préparation, qui diffère un peu de celle adoptée généralement ; mais comme il n'a pas répondu, je doute qu'il ait mis à profit mes indications au sujet des médicaments nécessaires.

» Je ne puis donc avoir confiance que dans ceux préparés, devant moi, par M. Bidouët, notre pharmacien à Nantes.

» Mais comment les faire parvenir à l'Empereur ? Aura-t-il confiance en moi ?

» Je ne le connais que par ses actes, qui lui ont gagné mes sympathies ; mais son existence est si précieuse à mon pays, que si je ne faisais tous mes efforts pour le sauver, dans le cas où le fléau viendrait à le menacer, je me croirais coupable envers lui.

» C'est pourquoi j'ai l'honneur de vous adresser, en un seul colis, deux boîtes contenant chacune les quatre médicaments en question ; une pour l'Empereur et l'autre pour vous.

» Les quatre fioles, qui les accompagnent, devront être remplies aux neuf dixièmes, avec de l'eau filtrée, (celle qui tombe directement des nuages serait préférable,) pour y recevoir quatre gouttes des médicaments pour l'Empereur et pour l'Impératrice, deux gouttes seulement pour le Prince Impérial, et être prises, comme je l'indique dans mon imprimé.

» Et vous, M. le Maréchal, en suivant les mêmes prescriptions, vous pourrez, avec nos quatre médicaments, soigner et guérir plus de vingt cholériques. Si les Ministres, qui n'ont pas cru devoir me répondre, pouvaient en avoir le moindre désir, je les leur enverrais avec bonheur, car, je désire, avant tout, guérir le plus grand nombre de malades possible.

» Veuillez agréer, M. le Ministre, etc. »

Le lendemain, je reçus de M. le Maréchal Vaillant une seconde lettre datée du 8. La voici :

« J'ai reçu la nouvelle lettre que vous avez bien voulu m'écrire J'apprécie le sentiment qui vous fait agir ; mais je vous prie de ne pas m'adresser le colis dont vous avez l'intention de me faire l'envoi ; je n'ai pas qualité pour le remettre à l'Empereur. C'est M. le premier Médecin de Sa Majesté qui est exclusivement chargé de veiller à la préparation et à l'emploi des médicaments destinés à Leurs Majestés, et je ne puis que vous donner le conseil de vous mettre en rapport avec M. le docteur Conneau.

» Recevez, Monsieur, pour ma part, tous mes remerciements, ainsi que l'assurance de ma considération la plus distinguée.

» Le Maréchal de France,
» Ministre de la Maison de l'Empereur
» et des Beaux-Arts,

» Signé : VAILLANT. »

Cette lettre arrivait trop tard, le colis était parti. Mais d'après le conseil de S. Exc., je ne crus pas pouvoir me dispenser d'écrire à M. le docteur Conneau, qui, le lendemain, a dû recevoir de moi, la lettre suivante :

Nantes, le 10 octobre 1865.

« Monsieur,

» Bien que j'ignore quelle est votre manière de traiter vos malades, je suis convaincu, qu'en présence d'une existence aussi précieuse que celle de l'Empereur, et au milieu d'une épidémie comme celle qui menace Paris, vous ne balancerez pas à mettre tout amour propre de côté, pour suivre les conseils d'un confrère qui, comme vous le verrez en parcourant l'imprimé que j'ai l'honneur de vous offrir, a guéri tous les cholériques qu'il a soignés en 1849 et 1854.

» Je dis tous, et pas une seule voix ne s'est élevée pour me démentir, depuis deux mois que j'ai porté à mes concitoyens le défi de m'en citer un seul mort entre mes mains.

» Or s'il est bien prouvé que les quatre médicaments dont j'ai fait usage sont au choléra ce qu'est au principe variolique le virus vaccin, je serais bien coupable de ne pas vous les faire connaître.

» Mais vous-même, qui avez, on peut le dire, le sort de la France entre les mains, vous seriez peut être encore plus coupable, si, par esprit de corps, vous repoussiez les conseils de l'expérience.

» J'avais adressé à M. le Maréchal Vaillant un colis que je vous prie de vouloir bien faire prendre chez lui, car S. Exc. vient de m'écrire que cela vous regarde personnellement.

» Il renferme deux boites contenant les quatre médicaments en question, qui ont été préparés, devant moi, par M. Bidouët, notre pharmacien à Nantes. L'une était pour M. Vaillant, et l'autre pour l'Empereur.

» Essayez-les sur quelques cholériques; les résultats vous convaincront promptement de leur efficacité.

» Si vous le préferez, préparez-les vous-même, rien n'est plus facile.

» (*Suivent les détails déjà donnés sur le mode de préparer ces médicaments.*)

» Voilà, Monsieur et très-honoré confrère, ce que je croyais devoir vous dire dans l'intérêt de la France et de l'humanité.

» Vous voudrez bien m'excuser de vous avoir écrit un peu longuement, mais je ne pouvais faire autrement.

» Agréez, je vous prie, etc. »

Les jours s'écoulaient rapidement ; la terre récouvrait pour toujours les victimes du fléau, et je pensais avec amertume que M. le Maréchal Vaillant était, de tous les hauts personnages auxquels je m'étais adressé, le seul qui eût daigné me répondre.

Le choléra, sans abandonner tout-à-fait Marseille et Toulon, ne fit qu'un bond jusqu'à Paris. Nouvel envoi de mes imprimés à quelques confrères de la capitale.

Le 11 novembre, je reçus du Ministre de la Guerre une lettre qui me fit peut-être autant de peine que la présence du fléau dans cette dernière ville, non pour la réponse en elle-même, mais en considération de l'avis du Conseil de santé des armées qu'elle me faisait connaître, et qui n'est qu'une grave erreur, d'un bout à l'autre, comme on va pouvoir en juger par la lettre même :

« Monsieur,

« Vous m'avez adressé à la date du 25 septembre 1865, un mode de traitement du choléra, basé sur quelques médicaments administrés à doses Homœopathiques et qui vous auraient constamment réussi.

» Le Conseil de santé, consulté sur la valeur de cette médication au point de vue du traitement du choléra, a fait connaître son opinion dans les termes suivants :

« Dans les épidémies précédentes, les tentatives faites par les méde-
» cins Homœopathes ont partout montré l'inanité de leurs méthodes.
» Toutes leurs formules sont parfaitement connues, et les médecins,
« quelles que soient leurs doctrines, sont à même de les appliquer, s'ils
« en reconnaissent l'opportunité.

» Le Conseil pense donc qu'il n'y a pas à donner suite à la proposi-
» tion de M. Richard. »

» Je ne puis que partager l'opinion du Conseil de santé des armées et que vous témoigner le regret de ne pouvoir accueillir plus favorablement votre demande.

» J'ai l'honneur, etc. »

Chacune des paroles du Conseil est une erreur:

Erreur! car il est de notoriété publique que, pendant les deux avant-dernières épidémies du choléra, l'Homœopathie a guéri presque tous ses malades.

Erreur! parce que l'Homœopathie ne possède point de formules.

Erreur! car tout médecin qui n'aura pas étudié consciencieusement notre matière médicale, et ne connaîtra pas parfaitement l'action de chacun de nos médicaments, ne pourra jamais trouver d'occasion opportune pour les appliquer.

Erreur enfin! qu'il me serait impossible de qualifier, lorsque je réfléchis que c'est, à l'occasion des quatre médicaments qui avaient eu un plein succès, que ce corps éminemment savant a eu le triste courage de formuler un tel avis.

Où donc sont les enquêtes qui ont constaté l'inanité de nos méthodes? Où sont ceux qui les ont faites? Pourquoi ne pas leur donner le grand jour de la publicité? Seraient-elles donc au désavantage de ceux qui les tiennent dans l'ombre?

Et s'il n'y en a pas eu, comment appeler une semblable manœuvre qui repose sur un manque absolu de bonne foi?

M. le Ministre donne pour juges à l'Homœopathie ses ennemis les plus acharnés; où est son libre arbitre? Où est son désir de s'éclairer? N'est ce pas là une mystification, et cette réponse n'est-elle pas dérisoire?

Aussi me suis-je empressé d'envoyer cette seconde lettre, le 15 novembre:

» Monsieur le Ministre,

» Si j'avais pensé que vous deviez prendre l'avis du Conseil de santé des armées, à l'égard des médicaments dont je vous faisais connaître l'efficacité par des résultats trop positifs pour qu'il fût permis, même à un corps savant, d'en nier l'authenticité, je ne vous aurais pas écrit.

» Avant d'affirmer, comme il le fait, l'inanité de tous les moyens employés par l'Homœopathie dans les deux dernières épidémies de choléra, il aurait dû prendre des informations sur ce qui s'est passé à Marseille, à Bordeaux, à Nantes, etc., etc.

» Et en dernier lieu, ne devait-il pas s'empresser d'expérimenter consciencieusement mes médicaments, puis faire un rapport aussi consciencieux, des heureux résultats qu'il ne pouvait manquer d'obtenir?

» Alors vous auriez pu partager franchement sa manière de voir; mais pour lui, il se serait suicidé. Il est bien plus facile de se reposer sous l'égide de ce vieil axiome qui ne disparaîtra qu'avec la vieille médecine:

« Périssent les malades plutôt que nos principes! »

» Aujourd'hui l'épidémie touche heureusement à sa fin, et la mission que m'avait imposée sa présence, bien que terminée d'une manière fort regrettable, m'aura du moins laissé la satisfaction d'avoir rempli mon devoir en bon citoyen, et surtout en médecin consciencieux.

» Mais hélas! il me restera toujours le regret de n'avoir pu parvenir à arracher à la mort les milliers de victimes qui ont succombé depuis la lettre que j'eus l'honneur d'adresser à M. le Ministre de l'Instruction publique, le 20 août 1865, jour où le télégraphe nous apprit que le choléra était à Marseille.

» Veuillez agréer, etc. »

Maintenant, pour en finir avec le choléra, je dois mentionner l'envoi, que j'ai fait de ma réponse au discours de M. le Sénateur Dumas, à M. le Maire, à M. le Préfet, et surtout à tous mes confrères de Nantes.

N'était-il pas de toute loyauté de faire connaître à ces derniers le défi que je leur portais, de me citer un seul cholérique mort entre mes mains pendant le cours des deux dernières épidémies?

Ils sont encore à le trouver, ce malade qui n'aurait pas été aussi heureux que tous les autres. Mais il est si facile, quand on a un peu d'habileté, de toujours retomber sur les pieds, que plusieurs versions ont circulé à cet égard, dont voici les trois principales et les plus accablantes, si elles pouvaient avoir plus de valeur que l'avis du Conseil de santé des armées :

1° Si le docteur Richard n'a pas perdu de cholériques, c'est qu'il n'en a pas eu à soigner.

2° Le docteur Richard pour se donner la satisfaction de pouvoir dire plus tard qu'il a guéri tous ses cholériques, avait eu soin de dissimuler le nom de la maladie sur tous ses certificats de décès.

3° Si le docteur Richard n'a pas signé de certificats de décès, pendant les deux dernières épidémies, c'est qu'il abandonnait tous ses malades, quand il voyait ne pouvoir les guérir, et, alors, on nous faisait appeler pour constater les décès.

Qui pourrait le croire? Et pourtant je connais l'auteur de cette dernière ruse; je dis l'auteur, car pour l'honneur du corps médical, je veux bien croire qu'il n'y en a qu'un qui ait pu avoir une pensée aussi infernale, etc., etc. ; car je n'en finirais pas s'il me fallait énumérer toutes les absurdités qui ont circulé depuis surtout le défi que je leur ai porté.

Pour répondre à la première calomnie, je me permettrai de faire observer que, pendant ces deux épidémies, le choléra a sévi plus particulièrement sur le quartier des Ponts, et que j'étais à peu près le seul médecin à en soigner tous les malades ; et pour les convaincre, je les enverrai à M. le curé de la Magdeleine, qui leur dira, par la même occasion, combien il a enterré de malades traités par moi. — Pas un seul.

Quant à la seconde, je prierai ses auteurs d'aller consulter les registres de l'Etat civil ; et s'ils y trouvent plus de trois ou quatre certificats de décès par moi délivrés, pendant la durée des deux épidémies, j'en serais bien étonné. Mais pour agir largement avec eux, je veux bien leur en accorder une dizaine ; et dans ce cas, en supposant qu'il m'eût été possible d'attribuer pour cause à ces dix décès, toute autre maladie que le choléra, c'eût été encore un résultat tout autrement beau que ceux qu'ils ont pu obtenir de leur mode de traitement.

Pour celui qui a imaginé la troisième, je ne me donnerai pas la peine de lui répondre.

En vérité, la charité chrétienne m'inspire le vif désir de donner à tous nos adversaires un salutaire conseil. Puisqu'ils persistent à déchirer cette pauvre Homœopathie, qui n'a que le tort d'envoyer dans l'éternité beaucoup moins de malades que l'Allopathie, ils devraient s'entendre, une fois pour toutes, afin de débiter à leurs clients, sur le même ton et de la même manière, ce qu'ils trouveraient le plus capable de produire le plus grand effet contre cette nouvelle médecine qui, comme vérité, saura surmonter tous les obstacles.

Je ne puis m'empêcher de rire, quand je vois des médecins recommandables sous tous les rapports, sauf à l'occasion de l'Homœopathie, affirmer qu'ils ont étudié très-sérieusement cette nouvelle médecine, et que c'est précisément parce qu'ils la connaissent parfaitement, qu'ils ont reconnu que nous ne donnons que de l'eau claire à nos malades, et qu'ils ne sont pas assez charlatans pour en agir ainsi.

D'autres, tout aussi recommandables que les premiers, ont également étudié l'Homœopathie, la connaissent tout aussi bien que leurs confrères, mais ont reconnu contrairement à l'opinion de ceux-ci, que cette médecine guérit quelques malades, il est vrai, assez souvent même ceux qu'ils avaient condamnés ; mais que, pour obtenir un pareil résultat, nous administrons des poisons si violents que, bien que prescrits à des doses excessivement minimes, les personnes que nous avons traitées succombent plus tard à des affections des plus graves.

Ces Messieurs ne sont pas heureux dans leurs arguments. Car si, en ne donnant que de l'eau claire à nos malades, nous les guérissons plus promptement et en plus grand nombre qu'ils ne font avec leurs médicaments, et surtout si nous guérissons même les maladies contre lesquelles leurs moyens sont impuissants, ils sont à mes yeux bien coupables de vouloir s'entêter à patauger dans l'ornière, au lieu de venir nous demander de notre eau, pour guérir le *choléra*, ou le *croup*, la *coqueluche*, et bien d'autres maladies ; ils nous trouveraient toujours disposés à leur venir en aide.

Et, d'un autre côté, si les malades guéris par nous, étaient condamnés à succomber à l'action des médicaments *violents*, qui les auraient guéris tout d'abord, comment se fait-il que ceux qu'ils soignent avec leurs doses massives de poisons ne soient pas immédiatement foudroyés? Car nos poisons sont les leurs, à la différence que la vieille médecine les administre en nature, tandis que l'Homœopathie ne les emploie qu'à doses infinitésimales.

Ah! vous avez étudié l'Homœopathie, dites-vous! vous l'avez étudiée consciencieusement... Eh bien! moi, je vous dis : non, non, mille fois non! Car, vous êtes tous des hommes honorables, et si ce que vous avancez était vrai, vous feriez comme moi, vous pratiqueriez cette médecine.

Dans cette lutte, qui présage tôt ou tard l'anéantissement de la veille médecine, il faut que votre cause soit bien mauvaise, si vous ne pouvez trouver que de tels subterfuges pour la défendre.

Et dans le fait, comment pourriez-vous avoir confiance dans un mode de traitement qui a varié avec tous les systèmes qui se sont succédés depuis Hippocrate jusqu'à nos jours? Car, tous ces systèmes sont toujours basés sur des idées contraires à celles qui ont précédé, de sorte que le dernier, toujours le bien-venu, toujours le meilleur, est prôné et suivi jusqu'à ce qu'un nouveau prophète vienne, avec de nouvelles idées, détruire tout ce vain échafaudage, et prouver victorieusement que, jusqu'à lui, on a été dans l'erreur.

Tous ces systèmes sont basés sur la prétendue loi des contraires!... Pour moi, je ne vois de contraire à la maladie que la santé, qui est la négation de toute médication.

Or, quel est le résultat de cette fluctuation continuelle, de cette variété de vues et d'opinions?

Ce résultat, vous allez le comprendre.

Un malade, peu confiant dans la science médicale, appelle successivement à son chevet tous les gros bonnets de l'école, qui ont, à tort ou à raison, la réputation d'être plus habiles que les autres, au point de vue thérapeutique, et prie chacun d'eux de formuler une ordonnance.

Supposons qu'il soit venu dix, vingt, trente médecins ; eh bien ! je mets en fait que sur les dix, vingt, trente ordonnances qu'ils auront laissées, on n'en pourra trouver deux qui soient parfaitement identiques.

Et pourtant, c'est le même malade qu'ils auront vu, la même maladie qu'ils auront eu à soigner, et, suivant eux, la même médecine qui les aura guidés.

Qu'on me dise maintenant s'il peut véritablement y avoir dix, vingt, trente manières différentes de traiter cette pauvre victime ? Voilà cependant la conséquence inévitable de cette multiplicité de systèmes, qui tous, chacun à son tour, ont passé pour les meilleurs, et qui tous sont également éloignés du vrai, qui doit seul procurer la guérison du malade.

Mais que parlé-je de systèmes ? Ce mot implique une certaine science, un certain raisonnement qui n'existe même plus. Car la vieille médecine, au XIX$^{e}$ siècle, en est réduite à subir, malgré elle, les innombrables découvertes que font chaque jour les pharmaciens, qui, plus que les malades, plus que les médecins mêmes, ont intérêt à découvrir, chaque jour, quelque chose de nouveau.

Mais pour ne parler que de la médecine, en quelle faveur n'a-t-elle pas eu les feuilles de noyer, par exemple ? Ne les a-t-elle pas regardées comme une panacée universelle : bains, injections, pastilles, sirop, etc., elle a tout fait avec ces feuilles. Leur efficacité paraissait être, pour le moins, aussi grande que celle du sirop anti-scorbutique, qui, pendant plusieurs siècles, n'a cependant pas produit le moindre résultat sur les malades soumis à son action.

Et que dire de la Thériaque, cet assemblage informe de tous les médicaments reconnus les plus efficaces ? Elle n'avait été imaginée que par suite de la difficulté que les médecins de l'époque éprouvaient pour trouver le médicament qui devait frapper juste et atteindre la maladie. En les administrant tous à la fois, ils se berçaient de l'heureuse pensée qu'au milieu de cet amalgame incompréhensible, le médicament convenable se détacherait du groupe pour venir en aide à la nature contre la maladie.

Eh! bien, en mon âme et conscience, je crois que la médecine actuelle n'est pas plus avancée que dans ce temps-là. Seulement, au lieu des soixante-dix substances, dont se composait la Thériaque primitive, et que prescrivait, par conséquent avec elle, le médecin d'alors, la médecine de nos jours ne serait pas satisfaite, s'il n'entrait pas au moins deux ou trois poisons dans chaque potion qu'elle administre à ses malades.

Et cependant on prétend qu'elle a fait de grands progrès! Cela pourrait arriver, si elle connaissait parfaitement la manière d'agir de tous les nouveaux remèdes obtenus par ceux qui les vendent, et qui ne les ont composés que dans cette unique intention.

Que la chimie ait beaucoup progressé! cela est incontestable. Mais ce n'est pas une raison pour voir, dans ses nouveaux produits, un véritable progrès dans l'art de guérir; car, la plupart des nouveaux remèdes ne valent pas les anciens, tombés, depuis longtemps, dans l'oubli, après avoir été, comme ces derniers, plus ou moins longtemps à la mode.

Mais la mode n'est-elle pas, surtout dans le siècle actuel, le principal mobile de la trop légère humanité? De ridicules que paraissent d'abord ses caprices, ils finissent constamment par nous sembler aimables.

N'a-t-on pas vu, il y a une trentaine d'années, la graine de moutarde blanche recommandée par de très honorables médecins, comme le remède à tous les maux, orner les salles à manger de tous les malades et même de ceux qui se portaient bien?

Elle est ressuscitée depuis quelque temps, après avoir été de nouveau prônée par quelques médecins. Et pourtant je demanderai à la vieille médecine, si cette graine est vraiment un médicament.

Quant à moi, je lui reconnais un avantage incontestable sur les différents purgatifs prescrits contre la constipation. — Elle détermine, comme corps étranger, une très légère irritation sur le trajet du tube intestinal, et provoque les selles, sans condamner le malade à être plus constipé avant qu'après son usage, ce qui arrive presque toujours après l'action des médicaments dits relâchants, laxatifs, purgatifs, drastiques, etc.

Mais d'un autre côté, je lui reconnais un tort, qui est à considérer pour un grand nombre de malades, c'est d'être d'un prix un peu trop élevé, 2 fr. 50 le kilog, tandis que la graine de lin, qui ne vaut que 0 fr. 50, produit exactement le même effet. Tous les malades qui en ont fait usage en ont été satisfaits.

Je n'ai point, quant à présent, expérimenté d'autres graines; mais tout me porte à croire que celle de navet, de millet et autres pourraient également être prise en considération.

Je demande bien pardon à mes lecteurs d'entrer dans de si minutieux détails: mais je suis ainsi trempé, que tout ce qui peut intéresser les malades ne me trouvera jamais indifférent.

En disant que la vieille médecine n'a pas fait de progrès depuis Hippocrate, je ne suis pas tout-à-fait dans le vrai; et je me sens disposé à rendre pleine et entière justice à cette pauvre Allopathie, qui, dans l'ardeur qu'elle met à déchirer sa jeune sœur, ne s'aperçoit pas que les liens de parenté l'attirent à son insu vers elle.

N'a-t-elle pas reconnu déjà que les saignées sont nuisibles dans les fluxions de poitrine?

Ne nous a-t-elle pas volé notre Arnica dont elle s'était tant moquée dans le principe?

Et l'Aconit qui lui paraissait tout au moins aussi ridicule?

Pourquoi ne purge-t-elle plus autant qu'autrefois? C'est parce que l'Homœopatie ne purge jamais.

Et, dans la préparation de ses médicaments, ne marche-t-elle pas vers l'Homœopathie? Ne la touche-t-elle pas immédiatement avec ses granules qu'elle n'a pas le courage d'appeler globules?

Mais il est une chose qu'elle ignore entièrement, c'est que tous les médicaments préparés Homœopathiquement, et ses granules sont de ce nombre, n'ont pas la même action que leurs substances en nature. Pour quelle pût administrer ses granules avec succès, il lui faudrait avant tout, consulter notre matière médicale; et pour peu qu'elle y mette de la persévérance, cette étude nouvelle pour elle lui fera franchir d'un bond, l'intervalle qui la sépare de sa sœur. Alors l'humanité ne tarderait pas à ressentir les salutaires effets de cet heureux rapprochement, de cette fusion trop tardive. Alors il n'existerait pas un seul petit coin de notre globe, qui ne voulût posséder, au moins, le buste de l'immortel Hahnemann.

Loin moi la pensée de vouloir faire de la science! Mais depuis ma réponse à M. le Sénateur Dumas, jusqu'à ce moment, j'ai parlé dans l'intérêt des malades, et, toutes les fois qu'il faudra les défendre contre leur plus cruelle ennemie, ils me trouveront jusqu'au dernier jour sur la brèche.

Je ne terminerai pas sans répondre à un confrère étranger à la ville de Nantes, qui m'a demandé pourquoi je prescrivais des gouttes au lieu de globules, et par quel moyen j'étais arrivé à faire choix de mes quatre médicaments.

Je lui répondrai d'autant plus volontiers, que je vais pouvoir, une fois de plus, faire connaître un des nombreux avantages de l'Homœopathie sur la vieille médecine.

J'ai préféré les gouttes aux globules, parce que ceux-ci ne se dissolvant pas immédiatement, occasionnaient la perte d'un temps précieux, qui pouvait être irréparable, tandis que les gouttes sont prêtes à l'instant même.

Quant à mon choix des quatre médicaments anti-cholériques, il est la conséquence naturelle de la loi des semblables, pressentie par Hippocrate, et de nos jours démontrée par Hahnemann.

Je demanderai, à mon tour, à ce confrère, si la réunion des symptômes produits sur l'homme sain, par ces médicaments, ne sont pas parfaitement analogues à ceux que nous a montrés le choléra pendant les deux avant-dernières épidémies? Et alors ne devais-je pas espérer, même avant de les avoir administrés, un résultat plus ou moins heureux de leur action combinée?

Mon espoir a été couronné d'un plein succès, et le mérite en revient tout entier à celui qui nous a tracé la route par laquelle on arrive à la vérité.

Et qu'a fait, et que pouvait faire, l'autre médecine en présence de cette terrible maladie? Tâtonner, comme elle avait tâtonné en 1832, comme elle est condamnée à tâtonner toujours en présence de toute maladie qui n'aura pas été décrite et traitéepar les auteurs anciens ou modernes.

Quelle est, pour elle, la loi qui a présidé à l'administration de la glace, du punch, des bains chauds, des bains de vapeur sèche, des plaques à repasser, des vésicatoires monstres qui couvraient littéralement tout l'abdomen des malades, etc., etc, et en dernier lieu de l'Opium à hautes doses, qui arrêtait effectivement vomissements, diarrhée, crampes et le reste, mais déterminait une congestion cérébrale, et qui, s'il ne tuait pas positivement le malade, ne l'empêchait pas de mourir ; tandis que l'Homœopathie avec ces quatre médicaments qui, aux yeux de nos adversaires, ne sont que de l'eau claire, guérissait tous les siens.

Je n'en finirais pas, si je voulais développer ici mes pensées qui toutes seraient plus ou moins accablantes pour la vieille médecine. Mais j'ai déjà dépassé les limites que je m'étais imposées pour ce travail, et je m'arrête enfin.

Sans le discours tout au moins fort singulier d'un Sénateur plus savant que moi, mais bien mal renseigné (1), je ne me serais jamais avisé d'écrire ; et si j'ai mis la main à la plume, c'est uniquement pour faire connaître les moyens de guérir promptement et sûrement une maladie aussi redoutable, et en dernier lieu pour mettre mon pays à même de juger entre ceux qui, plus puissants que moi, pouvaient, à mon avis, mieux faire, et moi, qui crois avoir fait pour le mieux.

(1) Voir la brochure l'*Homœopathie dans les Hôpitaux*. Paris, 1865, chez Baillière et fils.

Nantes, imprimerie V. de Courmaceul, rue Santeuil, 8.

www.ingramcontent.com/pod-product-compliance
Ingram Content Group UK Ltd.
Pitfield, Milton Keynes, MK11 3LW, UK
UKHW022157190726
13855UKWH00004B/1528